BEI GRIN MACHT SICH IHR WISSEN BEZAHLT

- Wir veröffentlichen Ihre Hausarbeit, Bachelor- und Masterarbeit

- Ihr eigenes eBook und Buch - weltweit in allen wichtigen Shops

- Verdienen Sie an jedem Verkauf

Jetzt bei www.GRIN.com hochladen und kostenlos publizieren

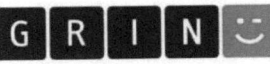

Anwendung des biopsychosozialen Modells auf Anorexie. Eine psychosomatische Perspektive

Jan Faky

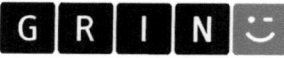

Bibliografische Information der Deutschen Nationalbibliothek:

Die Deutsche Nationalbibliothek verzeichnet diese Publikation in der Deutschen Nationalbibliografie; detaillierte bibliografische Daten sind im Internet über http://dnb.d-nb.de abrufbar.

ISBN: 9783346902917
Dieses Buch ist auch als E-Book erhältlich.

© GRIN Publishing GmbH
Trappentreustraße 1
80339 München

Alle Rechte vorbehalten

Druck und Bindung: Books on Demand GmbH, Norderstedt Germany
Gedruckt auf säurefreiem Papier aus verantwortungsvollen Quellen

Das vorliegende Werk wurde sorgfältig erarbeitet. Dennoch übernehmen Autoren und Verlag für die Richtigkeit von Angaben, Hinweisen, Links und Ratschlägen sowie eventuelle Druckfehler keine Haftung.

Das Buch bei GRIN: https://www.grin.com/document/1370313

IU Internationale Hochschule – Fernstudium

Studiengang: Bachelor of Science – Psychologie

Hausarbeit: klinische Psychologie für psychosomatische, chronische Erkrankungen (DLBPSWKNPS02)

Aufgabestellung 1: das Bio-Psycho-Soziale Modell und Anorexie

Student: Jan Faky

Abgabedatum: 20.12.2022

I.   Inhaltsverzeichnis

II. Abbildungsverzeichnis

III.   Abkürzungsverzeichnis

ICD........................International Statistical Classification of Diseases and Related Health Problems

WHO..World Health Organisation

BfArM..Bundesinstitut für Arzneimittel und Medizinprodukte

BaR...Bundesarbeitsgemeinschaft für Rehabilitation

ICF......................Internationale Klassifikation der Funktionsfähigkeit, Behinderung und Gesundheit

BMI...Body Mass Index

1. Einleitung

Bereits in historischen Ansätzen der Medizin und Philosophie wurden Zusammenhänge und Wechselwirkungen zwischen Körper und Seele thematisiert (Bräutigam, 1997). Der interdisziplinäre Begriff der Psychosomatik wurde erstmals im Jahr 1811 von Johann Heinroth, einem Vertreter der „psychischen Therapie'' eingeführt. Dieser griechische Begriff verbindet Geist (Psyche) und Körper (Soma) miteinander und hat sich über den Jahren stetig weiterentwickelt, sodass sich mittlerweile spezialisierte Kliniken mit der Behandlung und Diagnostik psychosomatischer Erkrankungen mit psychologischem Schwerpunkt wie Ess-, Angst- oder Sexualitätsstörungen beschäftigen (vgl. Hoffmann et al., 2009).

Die Psychosomatik umfasst somit die Behandlung und Untersuchung von biologischen, psychologischen und sozialen Einflussfaktoren, die für die Entstehung und Aufrechterhaltung von körperlichen Erkrankungen bedeutsam sind. Diese sogenannten Wechselwirkungen psychosozialer und körperlicher Vorgänge sind für die Gesundheit und Krankheit von Menschen zentral (vgl. Kapfhammer, 2011). Beispielsweise können psychosoziale Faktoren die Entstehung eines Asthmaanfalls begünstigen und zugleich negative Auswirkungen auf die Mitmenschen bewirken, sodass die Angehörigen des Patienten aufgrund ihrer Überforderung in eine depressive Episode geraten. Für diese Wechselwirkungen zwischen Umwelt, Körper, und psychischen Faktoren lässt sich wissenschaftlich zwar kein einheitliches Modell ableiten, allerdings wurde ein sogenanntes biopsychosoziales Modell entwickelt, welches dazu fähig ist, mehrere Dimensionen einer menschlichen Erkrankung und ihre Wechselwirkungen zu betrachten (Fritzsche, 2006).

Beginnend mit einem Überblick über die Struktur und Entwicklung des biopsychosozialen Modells werden die einzelnen Komponenten des Modells im Rahmen dieser Hausarbeit mithilfe bestimmter Klassifikationssysteme näher verdeutlicht. Im Anschluss dazu wird das biopsychosoziale Modell zur multifaktoriellen Erklärung der Entstehung und Aufrechterhaltung der Essstörung Anorexie angewendet. Es entwickelt sich demnach die folgende Forschungsfrage:

Welche Faktoren sind für die Entstehung und Aufrechterhaltung von Anorexie verantwortlich?

2. Das biopsychosoziale Modell

Das biopsychosoziale Modell von Gesundheit und Krankheit wurde erstmalig 1977 vom amerikanischen Psychiater George L. Engel (1913-1999) postuliert und gilt heutzutage als eines der anerkanntesten Krankheitsmodelle. Dies basiert auf der Annahme Engels, dass das damals gängige biomedizinische Krankheitsmodell zur Erkennung und Behandlung von körperlichen Erkrankungen nicht mehr ausreichend ist, da in diesem Modell lediglich körperliche Ursachen mittels organspezifischer Mechanismen zur Erkennung einer Erkrankung in Betracht gezogen, während psychologische Faktoren bzw. seelische Problematik eher vernachlässigt wurden (Lane, 2014).

Diese dualistische Perspektive des biomedizinischen Modells, die körperliche und seelische Symptome einer Erkrankung unabhängig voneinander betrachtet, wurde ebenfalls von Engel kritisiert und mit dem Einbezug von Umweltfaktoren von Patienten ergänzt. Daher gilt das biopsychosoziale Modell eher als eine Erweiterung des biomedizinischen Modells, die sowohl biologische als auch psychologische und soziale Faktoren zur Erkennung und Behandlung von Erkrankungen berücksichtigt. Das biopsychosoziales Modell geht also von einem integrativen Ansatz aus, dass Erkrankungen nicht rein mechanistischer bzw. körperlicher Ursache sind, sondern eher einer Störung der Interaktion von biologischen, psychischen und sozialen Komponenten zugrundeliegen (Wade, 2017; Borell-Carrio, 2004). Die Komponenten des biopsychosozialen Modells werden anschließend in Anlehnung an Engel ausführlich dargestellt (Engel, 1977).

Abbildung 1: das biopsychosoziale Modell nach Engel

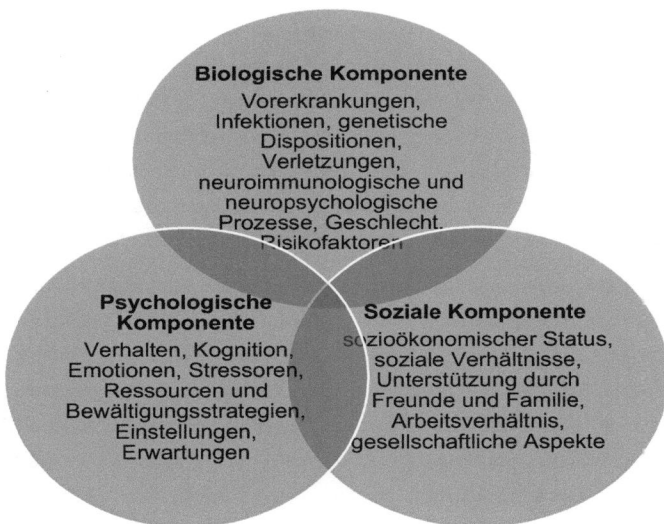

Quelle: eigene Darstellung, in Anlehnung an Engel (1977)

Darüber hinaus spielt die Einführung der Systemtheorie in die Medizin ebenfalls eine große Rolle bei der Entwicklung des biopsychosozialen Krankheitsmodells, da diese ebenfalls von einem ganzheitlichen wissenschaftlichen mehrdimensionalen Krankheitsverständnis ausgeht. Die Systemtheorie beschreibt Menschen als Systeme unterschiedlicher Komplexität, die mit anderen Systemen bzw. Menschen und Subsystemen wie z. B. Umwelt und Familie interagieren und sich gegenseitig beeinflussen. Das bedeutet, dass die Komponenten des biopsychosozialen Krankheitsmodells sich ebenfalls gegenseitig beeinflussen und von anderen Umweltfaktoren abhängig sind (Egger, 2018).

Im folgenden Kapitel werden die einzelnen Komponenten des biopsychosozialen Modells ausführlich erklärt und mithilfe einer Einteilung durch Klassifikationssysteme näher beschrieben.

2.1. Biologische Komponente des biopsychosozialen Krankheitsmodells

Zu den biologischen Komponenten des biopsychosozialen Krankheitsmodells gehören allgemeine Erkrankungen von Menschen, die beispielsweise durch Ärzte mittels ICD (International Statistical Classification of Diseases and Related Health Problems) festgestellt bzw. diagnostiziert werden. Die ICD (zur Zeit in der 10. Version: ICD-10) wurde von der Weltgesundheitsorganisation (WHO) entwickelt und benutzt bestimmte Codes zur internationalen Zuordnung von Krankheiten und Gesundheitsproblemen. Beispielsweise werden psychische und Verhaltensstörungen mit F00-F99 oder Krankheiten des Kreislaufsystems mit I00-I99 kodiert (BfArM, 2022).

Konträr zu ICD – die lediglich das Gesundheitsproblem zur Diagnosestellung und Klassifikation von Erkrankungen aus medizinischer Sicht betrachtet, können neben der biologischen auch psychologische und soziale Komponenten des biopsychosozialen Krankheitsmodells mittels ICF (Internationale Klassifikation der Funktionsfähigkeit, Behinderung und Gesundheit) in Betracht gezogen werden. Das Modell der ICF ist mehrperspektivisch und dynamisch, da Gesundheitsprobleme und Behinderungen nicht lediglich auf Defiziten der Körperfunktionen und -strukturen basieren, sondern auch durch ihre systematische Wechselwirkungen mit Aktivitäten des Individuums, Teilhabe in der Gesellschaft und Kontextfaktoren wie Umwelt- und personenbezogene Faktoren bedingt werden. Daraus wird ersichtlich, dass die ICF auf dem biopsychosozialen Ansatz basiert und als eine Ergänzung zur ICD fungiert (LWL, 2022).

Ferner lässt sich sagen, dass der biologische Teilaspekt des biopsychosozialen Modells mit der Dimension der Körperfunktionen und -strukturen der ICF gleichzusetzen ist. Zu den Körperfunktionen gehören physiologische und psychologische Funktionen des Körpers wie beispielsweise mentale Funktionen, Sinnesfunktion, bewegungsbezogene Funktionen, Sprechfunktion, Funktionen des endokrinen Systems und der Verdauung. Zudem bezeichnen Körperstrukturen die anatomischen Bestandteile des menschlichen Körpers wie z.B. das Nervensystem, Sinnesmodulitäten, Immunsystem, Muskeln und innere Organe (BaR, 2022). Außerdem lässt sich anhand der obigen Abbildung (Abb.1) nach Engel (1977) sagen, dass genetische Dispositionen, Vorerkrankungen, Risikofaktoren und bereits vorhandene Erkrankungen als zentrale biologische Komponente des biopsychosozialen Ansatzes fungieren. Daher ist die Betrachtung dieser körperlichen Aspekte mit ihren gegenseitigen Einflüssen und Auswirkungen auf physiologischer Ebene für die biologische Krankheitsgeschichte des Patienten zentral (Engel, 1977).

2.2. Soziale Komponente des biopsychosozialen Krankheitsmodells

Aus der obigen Abbildung (Abb. 1) lassen sich sozioökonomischer Status, Arbeitsverhältnis und persönlicher Umfeld als soziale Teilaspekte bei der Entstehung von Erkrankungen verstehen

(Engel,1977). Diese soziale Faktoren beziehen sich auf die Umwelt und Lebenssituation der Person und werden somit mit den ICF Komponenten der Teilhabe und Aktivitäten als gleichwertig betrachtet. Das heißt, dass die Partizipation bzw. Teilhabe an gesellschaftlichen und alltäglichen Tätigkeiten ebenfalls wichtige Faktoren des biopsychosozialen Ansatzes darstellen. Hier ist das Gefühl der Zugehörigkeit und des Eingebundeseins des Individuums beispielsweise in gesellschaftlichen oder familiären Strukturen bedeutsam (BaR, 2022). Zudem sind weitere Faktoren wie Kommunikation, Wissensanwendung, Mobilität, Selbstversorgung, interpersonelle Interaktionen und Beziehungen auf zwischenmenschlicher Ebene, sowie Erholung und Freizeit von großer Bedeutung (LWL, 2022).

2.3. Psychologische Komponente des biopsychosozialen Krankheitsmodells

Bei der psychologischen Komponente des biopsychosozialen Modells spielen Verhalten, Kognitive Prozesse, Stressfaktoren, Ressourcen und Bewältigungsstrategien der Person eine Rolle bei der Entstehung von pathologischen Erkrankungen (Engel, 1977). Diese lassen sich mithilfe der Kontextfaktoren der ICF genauer ergänzen, da bestimmte Erkrankungen wie beispielsweise reaktive Depressionen auf dieser Ebene durch bestimmte Persönlichkeitstendenzen, Copingstrategien, Denkprozesse und Verhalten ausgelöst werden. Die ICF betrachtet neben den personenbezogenen Faktoren also auch weitere Umweltfaktoren wie die Lebensumgebung einer Person aus materieller und sozialer Sicht als Kontextfaktoren, die entweder als Förderfaktor oder Barriere auf die Hauptkomponenten einwirken und evtl. zur Entstehung einer Erkrankung beitragen können (BaR, 2022). Diese unterschiedliche Funktionsweise der Kontextfaktoren wird im anschließenden Abschnitt dieser Hausarbeit thematisiert.

2.4. Kontextfaktoren

Neben den bisher erwähnten biologischen, sozialen und psychologischen Teilaspekten gibt es laut der ICF sogenannte Kontextfaktoren, die in diesem biopsychosozialen Zusammenhang ebenfalls von großer Bedeutung sind. Der Gesundheitszustand weist dementsprechend Wechselwirkungen mit den Domänen des biopsychosozialen Ansatzes auf und hängt somit vom Ausmaß der Beeinträchtigung bzw. Schädigung von einzelnen Komponenten oder ihrer Integrität mit den Kontextfaktoren ab. Die Kontextfaktoren können demnach als Defizite eine negative Wirkung oder als Ressourcen eine positive Wirkung auf die Gesundheit haben. Zu diesen Kontextfaktoren gehören zum einen personenbezogene Faktoren wie Alter, Geschlecht, Charakter, Lebensstil, Beruf, Bildungsstand, Motivation und Erfahrungen, die allgemeine Merkmale einer Person beschreiben und einen negativen oder positiven Einfluss auf die Teilhabe oder Aktivitäten dieser Person haben können. Zum anderen gibt es Umweltfaktoren wie z.B. Medikamenteneinnahme, Vermögen, Unterstützung durch Familie oder Freunde, Einstellungen, Technologien im Alltag und Wohn-verhältnis, die eher außerhalb der Person stattfinden und ebenfalls als Förderfaktoren oder Barrieren fungieren können (Van Leeuwen, 2020; BaR, 2022).. Aus der folgenden Darstellung

(Abb. 2) lässt sich –dem biopsychozialen Ansatz zufolge– eine Gesundheitsstörung oder Erkrankung als das Ergebnis von wechselwirkenden Einflüssen zwischen biomedizinischen Teilaspekten, Körperfunktionen/-strukturen, Teilhabe und Aktivitäten des Individuums, sowie seine individuelle Lebensverhältnissen bzw. Kontextfaktoren verstehen (BaR, 2022).

Abbildung 2: Komponente und Wechselwirkungen des biopsychosozialen Ansatzes der ICF

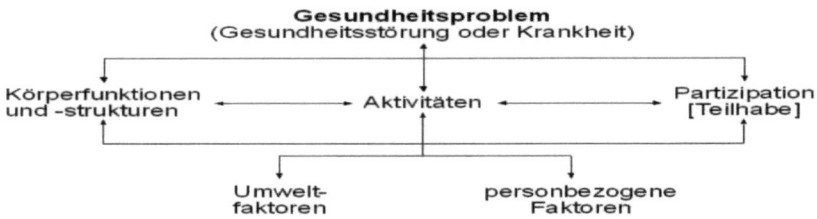

Quelle: sozialmedizinische Leistungsberurteilung in der medizinischen Rehabilitation, 2019

Darüber hinaus wird die multifaktorielle Entstehung und Aufrechterhaltung von Anorexie aus biopsychosozialer Sicht unter Berücksichtigung von den bisher genannten Faktoren und ihren gegenseitigen Wechselwirkungen im Anschluss thematisiert.

3. Multifaktorielle Erklärung der Ätiologie und Aufrechterhaltung von Anorexie

Um die Forschungsfrage bezüglich der Entstehung und Aufrechterhaltung von Anorexie beantworten zu können, wird das Krankheitsbild der Anorexie (Anorexia Nervosa) von anderen Essstörungen anfangs differenziert und mithilfe von ICD-10 auf medizinischer Ebene beschrieben. Demzufolge werden biologische, soziale und psychologische Entstehungsfaktoren, sowie mögliche Barrieren und Förderfaktoren der Aufrechterhaltung dieser Erkrankung verdeutlicht.

Die Anorexie (Anorexia Nervosa) gehört neben Bulimie und Binge-Eating-Disorder zur Krankheitsgruppe der Essstörungen. Für die Diagnose von Anorexia Nervosa (F50.0) sollen laut ICD-10 folgende Diagnosekriterien erfüllt bzw. vorhanden sein: BMI von 17,5 oder weniger und ein selbst herbeigeführter Gewichtsverlust durch: kontrollierte Kalorien, selbstinduziertes Erbrechen oder Abführen, übertriebene Körperaktivität, Einnahme von Appetitzüglern oder Abführmedikamenten. Zudem soll eine endokrine Störung in Form einer Amenorrhö (Ausbleiben der Regelblutung) bei Frauen oder Libidoverlust bei Männern auftreten. Zusätzlich liegt der Anorexia einer Körperschemastörung in Form einer spezifischen psychischen Störung zugrunde, die aus der Angst vor einem selbstdefinierten (meist sehr niedrig festgelegten) Übergewicht hervorgerufen wird. Wenn eine oder mehrere dieser Kernkriterien der Anorexie fehlen und ein typisches klinisches Krankheitsbild zu sehen ist, kann dies als atypische Anorexia Nervosa (F50.1) diagnostiziert werden (vgl. Herpertz et al., 2015). Daneben sind zwei Subtypen der Anorexia Nervosa zu unterscheiden: der restriktive Typus (F50.01) kennzeichnet sich ausschließlich durch

Nahrungsrestriktion als Gewichtsreduktionsmaßnahme und den fehlenden Auftritt von regelmäßigen Heißhungerattacken oder Essanfällen. Konträr dazu sind regelmäßige Essanfälle und kompensatorische Maßnahmen zur Gewichtsreduktion wie z. B. selbstinduziertes Erbrechen oder Medikamentenmissbrauch für den Binge- oder Purging-Typus (F50.02) kennzeichnend. Zur Differenzierung bezüglich des Schweregrades der Anorexie und Abgrenzung zur Bulimie (F50.2) oder Binge-Eating-Störung ist der Body-Mass-Index (BMI) zentral (vgl. ebd.).

Wie bei diversen psychischen Erkrankungen werden anorektisch-pathologische Verhaltensweisen bzw. Essstörungen durch Wechselwirkungen von biologischen, sozialen und psychischen Faktoren beeinflusst. Neben frühkindlichen Ernährungsstörungen, weiblichem Geschlecht, erhöhter Sorge um das Eigengewicht und einer negativen Selbsteinschätzung werden auch psychisch belastende Erfahrungen wie sexueller Missbrauch und genetische Dispositionen als Vulnerabilitäts- bzw. prädisponierende Faktoren für die Entstehung von Anorexie angesehen (vgl. Herpertz, 2015). Für eine detailliertere Erklärung der multifaktoriellen Ätiologie und Aufrechterhaltung von Anorexie wird im Anschluss auf die einzelnen Komponenten des biopsychosozialen Modells näher eingegangen.

3.1. Biologische Einflussfaktoren

Genetische Faktoren gehören unter anderem zu den biologischen Entstehungsfaktoren von Anorexie. Dies wird durch Zwillingsstudien mit eineiigen und zweieiigen Zwillingen bestätigt, da die Konkordanzrate bei eineiigen Zwillingen bei ca. 55% liegt, während zweieiige Zwillinge 5% aufweisen. Das bedeutet, dass die Entstehung von Anorexie bei einem von den zwei eineiigen Zwillingen der Zwillinge mit einer 55-prozentigen Wahrscheinlichkeit einhergeht, wenn der andere Zwilling unter Anorexie leidet (vgl. Mangweth-Matzek et al., 2012). Zudem besteht ein 10-fach erhöhtes Risiko an einer Essstörung zu erkranken, wenn ein Elternteil auch an solcher Erkrankung leidet. Diese genetische Korrelation ist allerdings vorsichtig zu interpretieren, da die Umweltfaktoren eine größere Rolle als die genetischen Dispositionen für die Krankheitsentwicklung spielen können (Himmerich et al., 2019). Ferner wird auf Basis von Assoziationsstudien zu Polymorphismen bzw. zum Auftreten von Sequenzvariationen in den Genen der Population ersichtlich, dass bestimmte biologische Veränderungen in Bezug auf die Anorexia Nervosa festgestellt wurden. Dies umfasst Veränderungen von Neurotransmittern wie Serotonin, Norepinephrin und Glutamat, sowie weitere Veränderungen in Regulationsmechanismen des Hungergefühls und Belohnungsprozesse bezüglich des Essens in Verbindung mit dem körpereigenen Opioiden-, Cannabinoiden- und Dopaminergen-System (vgl. ebd.). Des Weiteren wurde eine Verbindung der Anorexia Nervosa mit Veränderungen in metabolischen Prozessen wie Insulinresistenz und im Lipidmetabolismus festgestellt werden, welche zu der Annahme führen, dass metabolische Faktoren ebenfalls die Entstehung der Anorexie beeinflussen (Steiger & Booij, 2020).

Darüber hinaus tragen psychoneuroimmunologische und neuroendokrinologische Prozesse ebenfalls zur Entstehung von Anorexia Nervosa bei. Beispielsweise kommt es bei einer Dysregulation der für die physiologische Stressreaktion verantwortliche HPA-Achse zu Appetitverlust und Gewichtsabnahme bei betroffenen Personen (Connan et al., 2003). Der Untersuchung von Chami (2018) zufolge, steht eine erhöhte Aktivität der HPA-Achse und eine abnehmende Aktivität des sympathoadrenergen Systems mit der Akuterkrankung der Anorexie in Verbindung. Die Aktivität dieser Systeme wird durch chronischen Stress oder soziale Stressoren wie z.B. Abweisung durch Bezugspersonen oder Mobbing beeinflusst und bewirken demzufolge eine Dysregulation der Stressantwort (Chami et al., 2018). Diese dysregulierte HPA-Achse wird entweder durch genetische Faktoren oder durch frühe soziale Faktoren beeinflusst und kann eine verminderte Fähigkeit zur Stressregulation bewirken (Connan et al. 2003). Zudem geht die Anorexie mit einer gestörten Aktivität des Serotonin Rezeptorsystems einher, die zusätzlich durch exzessive Diäten zur Entgleisung des serotonergen Neurotransmittersystems beiträgt und in weiterer Folge zu einer Depression und impulsivem Verhalten führt (Haleem, 2012).

Auf neurobiologischer Ebene wurde bei Anorexie Patienten mittels bildgebenden Verfahrens eine Überaktivität in der Amygdala, dem Hippocampus, dem anterioren cingulären und insulären Kortex bei Darbietung von nahrungsbezogenen Stimuli festgestellt (Friedrich et al., 2013). Bei gesunden Personen werden solche Reize in der anterioren Insula als positiv bewertet und das darauffolgende Hungergefühl durch Nahrungsaufnahme gestillt. Konträr dazu findet bei erkrankten Personen eher eine Weiterleitung von der Insula zu kortikalen Bereichen statt, die als Regionen zur Emotionsverarbeitung diesen Konflikt bezüglich des Grundbedürfnisses der Nahrungsaufnahme bzw. Hungergefühl und gleichzeitiger Ablehnung von Essen lösen (Kaye et al., 2009). Zudem wurde bei Darbietung von körpereigenen visuellen Reizen zur Einschätzung von Körpergewicht und Zufriedenheit mittels einer fMRT-Studie eine erhöhte Aktivierung der Insula bei betroffenen Personen festgestellt, die für Emotionen und Abneigung zuständig ist (Mohr et al., 2003).

3.2. Psychologische Einflussfaktoren

Die Pathologie der Anorexie kennzeichnet sich nicht nur durch gestörtes Essverhalten, sondern auch durch eine beeinträchtigte Wahrnehmungsverzerrung des eigenen Körperbildes. Zahlreiche Studien haben gezeigt, dass Personen mit Anorexie eher dazu neigen, das Körpergewicht von fremden Personen, sowie ihr eigenes Gewicht zu überschätzen, da sie nicht nur den Bauch in Betracht ziehen, sondern sich vermehrt auf die Hüfte oder Schlüsselbeine bei der Bewertung vom Körper konzentrieren (George et al., 2011, Mohr et al., 2009). Neben dieser visuellen Wahrnehmungsverzerrung wurden hinsichtlich der Anorexie außerdem Veränderungen in weiteren Bereichen der Wahrnehmung festgestellt, die auf eine multisensorische Körperbildstörung hindeuten (Gaudio et al., 2014). Diese Körperbildstörung wird vor allem durch Medien, TV und Internet beeinflusst, da das dünn-sein als Schönheitsideal dargestellt und verinnerlicht wird. Dies kann ebenfalls bei Kindesentwicklung durch das spielen mit Puppen (besonderes Barbies) mit einer erhöhten Unzufriedenheit mit dem eigenen Körper und einem verstärkten Wunsch zur Gewichtabnahme einhergehen (Dittmar et al., 2006).

Ebenfalls bedeutsam für die Entstehung von Anorexie sind die veränderten Aufmerksamkeits-prozessen im Vergleich zu gesunden Menschen. Die Ergebnisse zahlreicher Studien mit Stroop-Methoden besagen, dass betroffene Personen eher ein Vermeidungsverhalten und eine kürzere Fixierungszeit bezüglich nahrungsbezogener Stimuli zeigen. Diese Aufmerksamkeitsverzerrung bezüglich bedrohlicher oder negativ empfundener Reize bliebt auch nach der Genesung bei vielen Patienten noch erhalten und hängen teils mit negativen Erlebnissen in der Kindheit zusammen (Ralph-Nearman et al., 2019; Aspen et al., 2013; Renwick et al., 2013). Dieses Vermeidungs-verhalten bezüglich nahrungs- oder körperbezogener Stimuli im Zusammenspiel mit weiteren psychologischen Risikofaktoren wie die Verinnerlichung des Schlankheitsideals, Angst vor Gewichtszunahme, verstärkte Aufmerksamkeit auf den Körper oder Perfektionismus als Persönlichkeitsmerkmal beeinflussen die Selbstwahrnehmung von Patienten und bewirken Veränderungen bzw. Verzerrungen von kognitiven Prozessen bei der Interpretation des eigenen Körpergewichts. Zudem kommt es zu veränderten Verhaltensweisen wie restriktives Essverhalten, exzessiver Sport oder Purging, sowie auch zu negativen Emotionsempfindungen wie Depression, Körperunzufriedenheit, niedriges Selbstwertgefühl und Selbstwirksamkeit (Hovrud et al., 2019).

Darüber hinaus zeichnen sich Patienten mit Anorexie durch gestörte Emotionsregulation und Gefühlserleben. Negative Lebensereignisse rufen Selbstzweifel und Kontrollverlust hervor, welche durch exzessive Nahrungsüberprüfung oder Erbrechen behoben werden, sodass ein Gefühl der Selbstkontrolle herbeigeführt wird. Die Selbstkontrolle bleibt somit durch die Unterdrückung des wiederkehrenden Hungergefühls und Übernahme der Kontrolle über den Körper aufrechterhalten (Brooks et al., 2017). Zudem spielen individuelle Persönlichkeitsmerkmale wie Neurotizismus Schlankheitswahn, zwanghafte Charakterzüge, negative Emotionalität und Komorbiditäten wie Depressionen, Persönlichkeitsstörungen und PTBS eine Rolle als Risikofaktoren für die Entstehung und Aufrechterhaltung der Anorexie (Lilienfeld et al., 2006; Hocaoglu, 2017).

3.3. Soziale Einflussfaktoren

Kritische Lebensereignisse bzw. Stressereignisse wie der Verlust eines Familienmitglieds, Umzug, Arbeitsverlust, sexueller Missbrauch und traumatische Ereignisse können im Zusammenspiel mit fehlender familiärer Unterstützung und niedriger Anpassungsfähigkeit die psychische und physische Gesundheit von Menschen negativ beeinflussen (Holtkamp & Herpertz-Dahlmann, 2005). Zudem spielen familiäre Situationen und Eltern-Kind-Bindungen eine große Rolle zur Entstehung von Essstörungen bei jugendlichen, vor allem wenn es überwiegend auf Übergewicht und Diätverhalten hingedeutet wird. Druck und Kritik durch Eltern oder Peers-Gruppen könnte das Essverhalten von jugendlichen dementsprechend negativ beeinflussen und als Risikofaktor zur

Entstehung und Aufrechterhaltung von gestörtem Essverhalten und Körperunsicherheit fungieren (Berge, 2013).

Darüber hinaus tragen soziale Netzwerke und Medienkonsum durch Jugendliche und junge Erwachsene eine große Rolle bei der Internalisierung von Schlankheitsideal oder Maskuliarität bei (Rodgers et al., 2020). Die Nutzung von sozialen Medien beeinflusst die Unzufriedenheit und Selbstwahrnehmung des eigenen Körpers, da beispielsweise Vergleichsprozesse mit anderen Frauen oder muskulösen Männern stattfinden (Hendrickse et al., 2017).

Zusammenfassend lässt sich aus der im Anhang dargestellten Abbildung (Anhang A) sagen, dass der biopsychosoziale Ansatz über eine multifaktorielle Sichtweise bezüglich der Entstehung und Aufrechterhaltung von Anorexie verfügt. Neben den bisher erwähnten Faktoren der Ätiologie und Aufrechterhaltung gibt es zusätzliche Einflüsse durch Kontextfaktoren, die bei Individuen als Barrieren oder Förderfaktoren agieren. Die Rolle dieser Barrieren und Förderfaktoren bei den Folgen und Therapiemaßnahmen von Anorexia Nervosa wird im nächsten Abschnitt thematisiert.

4. Folgen und Therapiemaßnahmen von Anorexia Nervosa

Wie bereits erwähnt, wirken Umwelt- und personenbezogenen Faktoren zusammen mit den drei dargestellten Ebenen des biopsychosozialen Modells auf die Entstehung und Aufrechterhaltung von Erkrankungen aus. Kontextfaktoren wie Persönlichkeitsaspekte, ungünstige Wohnverhältnisse, genetische Faktoren, mangelnde Unterstützung oder Kritik durch Freunden oder Eltern, Mobbing, sexueller Missbrauch, Stressoren, körperliche Erkrankungen, soziokulturelle und gesellschaftliche Einflüsse können negative Auswirkungen aufweisen. Diese äußeren Einflüsse fungieren vor allem in der Pubertät oder Adoleszenz im Zusammenspiel mit den anderen Faktoren als Risikofaktoren oder Barrieren und führen langfristig zur weiteren Aufrechterhaltung von Anorexie (vgl. Wunderer, 2015). Außerdem können pathologische Essverhalten und Hungern physiologische Komplikationen wie Magen-Darm-Beschwerden, Veränderung des Blutbildes und Herz-Kreislauf Störungen verursachen (Biedert, 2008). Neben den körperlichen Folgen können auch psychosoziale Folgen und Begleiterkrankungen wie Substanzmissbrauch, Anhedonie, Suizidales Verhalten und Angststörungen auftreten (Herpertz, 2015; Wunderer, 2015).

In diesem Zusammenhang ist es daher von großer Bedeutung, die Kontextfaktoren als Förderfaktoren mittels biopsychosozialbasierter multiprofessioneller Behandlung positiv einzusetzen, um die Aufrechterhaltung der Erkrankung möglichst entgegenzuwirken. Neben der medizinischen Behandlung sollen im besten Fall noch weitere Maßnahmen hinsichtlich Ernährungstherapie, Sozialarbeit und Psychotherapie stattfinden. Zu den wichtigsten Psychotherapiemethoden gehören beispielsweise Psychoanalyse, Gruppensitzungen, Paar- und Familientherapien, Gesprächs- und Verhaltenstherapien, sowie weitere kreative ergänzende Therapieformen wie Körperwahrnehmungstherapien und Tanztherapien (vgl. Wunderer, 2015; Jacobi et al., 2011). Neben der primären Normalisierung des Körpergewichts wird durch die multiprofessionelle Behandlung eine Förderung der Krankheitseinsicht, normales Essverhalten und Bearbeitung von zugrundeliegenden dysfunktionalen Emotionen, Konflikten und Kognitionen erzielt. Zudem wird auch auf die Verbesserung der Stimmungslage, Körperwahrnehmung und Verhaltensregulation hingearbeitet. Abgesehen davon kann das familiäre Umfeld in die Behandlung mit einbezogen werden, um alltägliche negative Umweltfaktoren zu reduzieren und eine positive Unterstützung bei alltäglichen Problemen zu fördern (vgl. Wunderer & Schnebel, 2008). Der Einsatz von weiteren Aspekten wie Psychoedukation, Förderung von sozialen Kompetenzen und Familienarbeit können im Rahmen der Behandlung von Anorexie ebenfalls in Betracht gezogen werden (vgl. ebd.).

Trotz der dargestellten hohen Mortalitätsrate der Anorexie (Anhang B) zeigt sich laut einer Evaluationsstudie von Zipfel (2014) eine hohe Therapiewirksamkeit bei der fokalen psychodynamischen Psychotherapie und kognitive Verhaltenstherapie, die zu einer stetigen Gewichtszunahme bzw. Anstieg von BMI bei betroffenen geführt haben und sich vorteilhafter als die Standard-Psychotherapie erwiesen haben (Zipfel et al., 2014). Erwähnenswert ist ebenfalls die familienbasierte Therapie mit der höchsten Evidenz bei der Behandlung von Anorexie. Diese weist Remissionsraten zwischen 21-40% nach 6-monatigem und 29-49% nach 12-monatigem Therapieverlauf (Schlegl et al. 2020).

5. Fazit

Abschließend lässt sich sagen, dass die Entstehung und Aufrechterhaltung von Anorexia Nervosa auf einem biopsychosozialen und multifaktoriellen Ansatz basieren. Die Wechselwirkungen zwischen den Komponenten des biopsychosozialen Modells und mit individuellen Kontextfaktoren sind hierbei für die Ätiologie und Krankheitsverlauf zentral. Zusätzlich lässt sich die Anorexie von dem Ausmaß und Valenz der Unterstützung durch Familie und Freunde positiv bzw. negativ beeinflussen. Beispielsweise führen Stigmatisierungen, vorurteilsbehaftete und unüberlegte körperbezogene Kommentare durch Angehörige oder Freunde zu erheblichen belastenden Nebeneffekten bei Betroffenen, während motivierende Aussagen und Förderungen im Alltag eher einen positiven Einfluss auf die betroffenen bewirken.

Aus diesem Grund ist es wichtig, das familiäre Umfeld als Förderfaktor in die Therapie einzubeziehen und die Signale der Anorexie frühzeitig zu erkennen, um möglichst rechtzeitig mit der Prävention und Intervention dieser Erkrankung zu beginnen, sowie weitere physiologische und psychische Begleiterkrankungen vermeiden zu können. An dieser Stelle wird die Wichtigkeit der Aufklärung bzw. die Entwicklung eines breiten spezifischen Verständnisses über Essstörungen und psychischen Erkrankungsfaktoren in der Gesellschaft und im persönlichen Umfeld deutlich.

IV. Literaturverzeichnis

Aspen, V., Darcy, A.M., Lock, J. (2013). A review of attention biases in woman with eating disorders. Cognition and Emotion, 27(5).

Berge, J. M., MacLehose, R., Loth, K. A., Eisenberg, M., Bucchianeri, M. M., Neumark- Sztainer, D. (2013). Parent Conversations About Healthful Eating and Weight. JAMA Pediatrics 167(8).

Biedert, E. (2008). Essstörungen. UTB Stuttgart.

Borrell-Carrio, F. (2004). The Biopsychosocial Model 25 Years Later: Principles, Practice, and Scientific Inquiry. The Annals of Family Medicine 2(6).

Bräutigam, W., Christian, P., Rad, M. (1997). Psychosomatische Medizin. Stuttgart.

Brooks, S.J., Funk, S.G., Young, S.Y., Schiöth, H.B. (2017). The Role of Working Memory for Cognitive Control in Anorexia Nervosa versus Substance Use Disorder. Frontiers in Psychology (8).

Bundesarbeitsgemeinschaft für Rehabilitation (2022). Die Konzeption der ICF, bio-psycho-soziale Modell. (Stand: 20.12.2022).

Bundesinstitut für Arzneimittel und Medizinprodukte (2022). ICD-10-GM: Internationale statistische Klassifikation der Krankheiten und verwandter Gesundheitsprobleme, German Modification. (Stand: 20.12.2022).

Chami, R., Monteleone, A. M., Treasure, J., & Monteleone, P. (2018). Stress hormones and eating disorders. Molecular and Cellular Endocrinology.

Connan, F., Campbell, I.C., Katzman, M., Lightman, S.L. & Treasure, J. (2003). A neuro-developmental model for anorexia nervosa. In: Physiology and Behavior 79.

Dittmar, H., Halliwell, E., Ive, S. (2006). Does Barbie make girls want to be thin? The effect of experimental exposure to images of dolls on the body image of 5- to 8-year- old girls. Developmental Psychology, 42(2).

Egger, J. W. (2018). Das biopsychosoziale Modell. In erweiterter Form eine solide Grundlage für ein zeitgemässes medizinisches Menschenbild. DOI: https://doi.org/10.4414/bms.2018.06861

Engel, G. L. (1977). The Need for a New Medical Model: A Challenge for Biomedicine.

Friederich, H., Wu, M., Simon, J., Herzog, W. (2013). Neurocircuit Function in Eating Disorders. International Journal of Eating Disorders 46(5), 425-432.

Fritzsche, K., Wirsching, M. (2006). Psychosomatische Medizin und Psychotherapie. Springer.

Gaudio, S., Brooks, S.J., Riva, G. (2014). Nonvisual Multisensory Impairment of Body Perception in Anorexia Nervosa: A Systematic Review of Neuropsychological Studies.

George, H.R., Cornelissen, P.L., Hancock, P.J., Kiviniemi, V., Tovée, M.J. (2011). Differences in eye-movement patterns between anorexic and control observers when judging body size and attractiveness. British Journal of Psychology 102(3).

Haleem, D. (2012). Serotonin neurotransmission in anorexia nervosa. Behavioural Pharmacology.

Hendrickse, J., Arpan, L.M., Clayton, R.B. & Ridgway, J.L. (2017). Instagram and college women's body image: Investigating the roles of appearance-related comparisons and intrasexual competition. Computers in Human Behavior, 74(9).

Herpertz-Dahlmann, B., Hagenah, U., Vloet, T., Holtkamp, K. (2005). Essstörungen in der Adoleszenz.

Herpertz, S., Zwaan, M. Zipfel, S. (2015). Handbuch Essstörungen und Adipositas. Springer Berlin.

Himmerich, H., Bentley, J., Kan, C., Treasure, J. (2019). Genetic risk factors for eating disorders: an update and insights into pathophysiology. Therapeutic Advances in Psychopharmacology.

Hocaoglu, C. (2017). Eating Disorders with Comorbid Anxiety Disorders in Jáuregui Lobera, I. (Hrsg.) Eating Disorders – A Paradigm of the Biopsychosocial Model of Illness.

Hoffmann, S., Hochapfel, F., Eckhardt-Henn, A., Heuft, G. (2009). Neurotische Störungen und psychosomatische Medizin: mit einer Einführung in Psychodiagnostik und Psychotherapie.

Holtkamp, K., Herpertz-Dahlmann, B. (2005). Anorexia und Bulimia nervosa im Kindes- und Jugendalter. Deutsches Ärzteblatt 102.

Hovrud, L., Simons, R., Simons, J. (2019). Cognitive Schemas and Eating Disorder Risk: The Role of Distress Tolerance. International Journal of Cognitive Therapy, 13(8).

Jacobi, C., de Zwaan, M. (2011). Essstörungen. In: Wittchen, HU., Hoyer, J. Klinische Psychologie & Psychotherapie. Springer-Lehrbuch. Springer Berlin.

Kapfhammer, H. (2011). Psychosomatische Medizin: Geschichte, Definition, Extension, Organisation. DOI: https://doi.org/10.1007/s11326-010-0133-6

Kaye, W.H., Bulik, C.M., Thornton, L., Barbarich, N., Masters, B. (2004). Comorbidity of Anxiety Disorders with Anorexia and Bulimia Nervosa. American Journal of Psychiatry 161(12).

Lane, R. D. (2014). Is it possible to bridge the Biopsychosocial and Biomedical models. Bio-Psycho-Social Medicine.

Lilienfeld, L.R., Wonderlich, S., Riso, L.P., Crosby, R., Mitchell, J. (2006). Eating disorders and personality: A methodological and empirical review. Clinical Psychology Review 26(3).

LWL-Inklusionsamt soziale Teilhabe (2022). Die internationale Klassifikation der Funktionsfähigkeit, Behinderung und Gesundheit. Ein Arbeitsmanual im Hinblick auf die Nutzung von ICF.

Mangweth-Matzek, B., Kinzl, J. F., Kohl, C. (2012). Verhaltensauffälligkeiten mit körperlichen Störungen und Faktoren (ICD-10 F5). Lehrbuch Psychiatrie. Springer Wien.

Mohr, H.M., Zimmermann, J., Röder, C., Lenz, C., Overbeck, G., Grabhorn, R. (2009). Separating two components of body image in anorexia nervosa using fMRI. Psychological Medicine 40(9).

Ralph-Nearman, C., Achee, M., Lapidus, R., Stewart, J., Filik, R. (2019). A systematic and methodological review of attentional biases in eating disorders: Food, body, and perfectionism.

Renwick, B., Campbell, I.C., Schmidt, U. (2013). Review of Attentional Bias Modification: A Brain-directed Treatment for Eating Disorders. European Eating Disorders Review, 21(6).

Rodgers, R.F., Slater, A., Gordon, C.S., McLean, S.A., Jarman, H.K., Paxton, S.J. (2020). A Biopsychosocial Model of Social Media Use and Body Image Concerns, Disordered Eating, and Muscle-Building Behaviors among Adolescent Girls and Boys. Journal of Youth and Adolescence 49.

Schlegl, S., et al. (2020). Wirksamkeit, Moderatoren und Mediatoren manualisierter familienbasierter Therapie bei Jugendlichen mit Essstörungen. Eine systematische Übersichtsarbeit. Stuttgart.

Sozialmedizinische Leistungsbeurteilung in der medizinischen Rehabilitation (2022). International Classification of functioning ICF. (Stand: 20.12.2022).

Statistisches Bundesamt (2022). Todesfälle aufgrund von Essstörungen in Deutschland in den Jahren 1998 bis 2020. (Stand: 20.12.2022).

Steiger, H., Booij, L. (2020). Eating Disorders, Heredity and Environmental Activation: Getting Epigenetic Concepts into Practice. Journal of Clinical Medicine 9(5).

Van Leeuwen, L. et al. (2020). Developing an intervention to implement an ICF-based e-intake tool in clinical otology and audiology practice. International Journal of Audiology 59(4).

Wade, D. T. & Halligan, P. W. (2017). The biopsychosocial model of illness: a model whose time has come. Clinical Rehabilitation 31(8).

Wunderer, E. (2015). Praxishandbuch soziale Arbeit mit Menschen mit Essstörungen. Beltz Juventa Verlag. Basel.

Wunderer, E., Schnebel, A. (2008). Interdisziplinäre Essstörungstherapie: Psychotherapie, medizinische Behandlung, sozialpädagogische Begleitung, Ernährungstherapie. Beltz.

Zipfel, S., et al. (2014). Focal psychodynamic therapy, cognitive behaviour therapy, and optimised treatment as usual in outpatients with anorexia nervosa (ANTOP Study): randomised controlled trial.

Anhang A: multifaktorielle Ätiologie der Anorexie

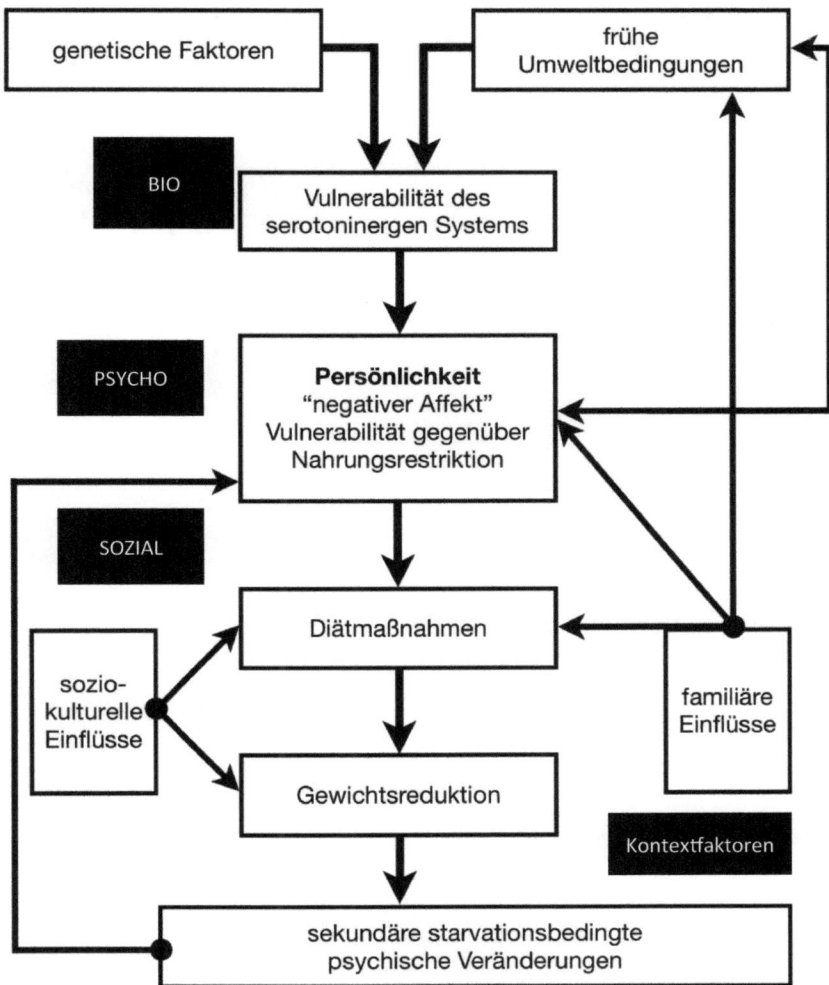

Quelle: Eigene Darstellung in Anlehnung an Herpertz-Dahlmann (2005)

Anhang B: Mortalitätsrate der Anorexie

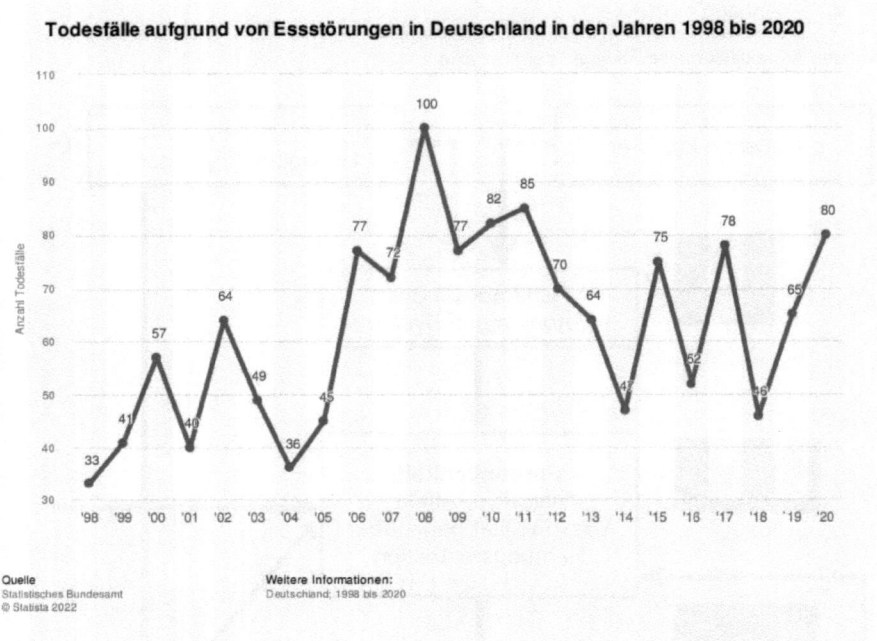

Todesfälle aufgrund von Essstörungen in Deutschland in den Jahren 1998 bis 2020

Quelle
Statistisches Bundesamt
© Statista 2022

Weitere Informationen:
Deutschland; 1998 bis 2020

Quelle: Statistisches Bundesamt (2022)

BEI GRIN MACHT SICH IHR
WISSEN BEZAHLT

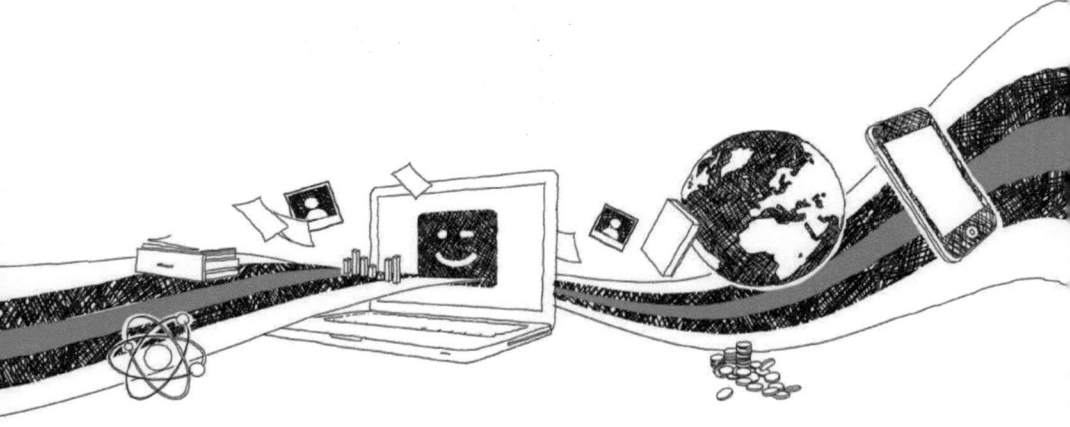

- Wir veröffentlichen Ihre Hausarbeit,
  Bachelor- und Masterarbeit

- Ihr eigenes eBook und Buch -
  weltweit in allen wichtigen Shops

- Verdienen Sie an jedem Verkauf

Jetzt bei www.GRIN.com hochladen
und kostenlos publizieren

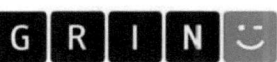